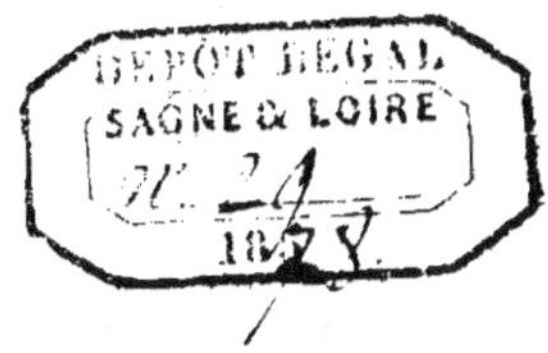

LA

MÉDECINE & LES SUPPLICES

DISCOURS DE RÉCEPTION

Lu à la Séance du 28 Juin 1877

PAR

M. LE Dr LERICHE

MACON

IMPRIMERIE D'ÉMILE PROTAT

—

1878

LA MÉDECINE ET LES SUPPLICES.

Messieurs,

Si j'ai sollicité l'honneur de prendre aujourd'hui la parole devant vous, c'est d'abord pour remercier votre compagnie de l'accueil qu'elle m'a fait, et en outre pour lui témoigner le zèle que je voudrais apporter, suivant la modeste mesure de mes forces, dans ma participation à ses intéressants travaux.

Habitués comme vous l'êtes, par l'heureuse composition de cette Académie, à voir se succéder, dans les programmes de vos séances, les sujets les plus variés de science, de littérature ou d'art, vous trouverez bon, Messieurs, que, médecin, je vous entretienne de la médecine, et qu'appelé souvent par des circonstances spéciales à fournir les secours de cet art à la justice et aux criminels qu'elle frappe, j'aie songé à étudier quels ont été, dans la suite des âges, les rapports de la médecine avec les supplices.

Il y a plusieurs façons de comprendre le supplice au point de vue médical. Qui de nous n'a entendu des récriminations comme celle-ci : « Docteur, je ne veux plus de vos drogues : vos potions m'arrachent les entrailles, vos pilules m'assomment; » ou encore : « Vous connaissez le docteur un tel : il n'a plaisir qu'à tailler; il a coupé le nez à celui-ci, la jambe à celui-là; c'est un véritable bourreau ! »

Hélas ! Messieurs, si le malade doit, pour guérir, se résigner parfois à la souffrance, est-ce à dire aussi que l'exigence ou l'ingratitude du client, les fatigues ou les soucis de la pratique, ne fassent du médecin une victime courageuse, et ne peut-on se demander si, par l'étiquette de *patients*, il est constamment juste de désigner ceux qui souffrent, plutôt que ceux qui les assistent ?

De même que, dans la vie commune, la médecine peut être tour à tour supplice pour qui la subit et pour qui l'exerce, dans l'histoire, non-seulement la médecine a joué quelque rôle dans l'application des tortures, mais encore ses adeptes ont fourni plus d'une victime à la persécution, voire même à la justice.

Si votre bienveillante attention me le permet, nous parlerons aujourd'hui *de l'intervention de la médecine dans les supplices*, quitte à revenir un autre jour sur l'*Histoire des médecins suppliciés*.

I. — INTERVENTION DE LA MÉDECINE DANS LES SUPPLICES.

Dès l'antiquité la plus reculée, quelques sages ont senti que la médecine ne pouvait se confier aux hasards de l'empirisme ou à la fantaisie des doctrines préconçues : l'étude du corps humain, dans les secrets que la mort nous livre, pouvait seule donner à la science un point de départ rationnel, un fondement solide ; mais il a fallu des siècles pour arriver à l'application générale de ce principe. On admire comme des perles rares quelques connaissances d'anatomie rudimentaire qu'on retrouve chez les Hindous, dans l'Ayurvédar ; chez les Grecs, dans Homère ; chez les Hébreux, dans la Bible ; et pourtant, si la barbarie n'eût pas étouffé toute lumière, l'antiquité n'eût-elle pas été le paradis des anatomistes? Que d'occasions d'études! Sans compter les boucheries destinées à honorer les dieux par le massacre des animaux, n'y avait-il pas des guerres continuelles, des supplices de toutes sortes? Ne trouvons-nous pas chez nos pères les sacrifices humains, et chez les Romains cette bonne loi des XII Tables qui permettait aux créanciers de dépecer leur débiteur? C'étaient autant de trésors inutilisés : on prenait plaisir à torturer les vivants, mais on n'osait pas toucher aux cadavres, non pas certes par un pieux respect pour la mémoire des morts, mais par une crainte superstitieuse des dieux infernaux auxquels on eût ravi leur proie.

Il nous faut arriver au IVe siècle avant Jésus-Christ pour assister, en Egypte, à la véritable aurore de l'anatomie humaine. Stimulés par une noble curiosité, Ptolémée Lagus et son frère Philadelphe chargent deux médecins d'Alexandrie, Hérophile et Erasistrate, de disséquer les corps des criminels suppliciés. Mais, si l'ordre royal avait imposé silence aux préjugés populaires, l'envie guettait au seuil de la gloire les courageux médecins : à peine les premiers Ptolémées ont-ils disparu, que, sur les ruines de la science méconnue, la calomnie s'élève toute puissante : Hérophile et Erasistrate sont voués à l'exécration publique pour avoir disséqué des hommes vivants! Cette horrible accusation se propage à travers les siècles : au bout de quatre cents ans, elle est répétée encore par Celse lui-même, le Cicéron des médecins ; puis l'Eglise s'en empare et fulmine par la voix de Tertullien contre « le boucher qui a haï l'homme pour le connaître. » Heureusement la science devait plus tard donner un éclatant démenti à ces aveugles déclamations : on découvre, en effet, dans les ouvrages des grands anatomistes égyptiens, des illusions qu'ils n'auraient pu conserver s'ils avaient opéré sur le vivant.

Au reste, il en était de cela comme de l'accusation portée par la Fable contre la magicienne Médée : elle avait, disait-on, fait bouillir des hommes vivants ; tandis qu'elle paraît, au contraire, leur avoir rendu simplement l'immense service d'inventer les bains chauds. Et plus tard encore, au XVIe siècle, ne voyons-nous pas le glorieux Béranger de Carpi, l'anatomiste qui illustrait Bologne, obligé de fuir à Ferrare, faussement accusé d'avoir disséqué vivants deux Espagnols qui étaient bien morts ?

Par bonheur, dans les ténèbres du moyen âge, la science vit encore de loin en loin briller le phare d'une protection princière. Par un édit de Frédéric II, empereur d'Allemagne et roi des Deux-Siciles, l'école de Salerne voyait, en 1230, consacrer l'utilité et la nécessité des études anatomiques, pour lesquelles devaient être réservés les cadavres des suppliciés ; ce fut alors qu'on vit surgir les Guillaume de Saliceti, les Lanfranc, les Mondini. En France, ce ne fut qu'à partir de la fin du XIVe siècle que Charles d'Anjou, puis Charles le Mauvais, roi de Navarre, et Charles VI, avec une parcimonie qui annihilait presque les effets de ces libéralités, ordonnèrent de livrer à la Faculté de Montpellier, tous les ans, le corps *d'un* supplicié. Il fallut encore bien des années (pendant lesquelles on disséqua plus ou moins secrètement à Padoue, à Florence, à Strasbourg), il fallut bien des démarches pour que la Faculté de Paris pût, en 1505, ouvrir les ténébreux caveaux de l'hôtel de Nesle à la célébration des mystères anatomiques. Encore la justice n'abandonnait-elle pas complétement la dépouille de ses victimes : en 1526, le Parlement, ayant accordé à l'école de médecine le corps de Jehan Despatures, stipulait que l'évêque de Paris conserverait sa juridiction sur le criminel, et, rentré en possession du cadavre après dissection, le ferait pendre aux fourches patibulaires de Saint-Cloud.

Quoi qu'il en soit, la science anatomique commençait à triompher des préjugés et de l'ignorance ; mais elle était en même temps dévorée par les dissensions intestines de ses adeptes. La connaissance plus précise de la structure humaine révélait peu à peu les prodigieuses ressources de la chirurgie ; cette partie de la médecine, dédaigneusement abandonnée jusque-là à des barbiers ou à des hommes illettrés, devait chaque jour renforcer son éclat naissant de quelque rayon nouveau, et, par le niveau croissant de leur instruction, élever les praticiens manuels jusqu'au rang que leur refusait l'orgueil des médecins-docteurs. Craignant de voir porter atteinte à son prestige par les chirurgiens, qui, modestement réunis jusque-là en confrérie de Saint-Côme, venaient de s'ériger en collége officiellement reconnu par les ordonnances royales, la Faculté de médecine de Paris voulut, en 1552, étouffer dans son berceau cette rivalité compromettante : elle se fit donner par le Parlement le droit de contrôle sur toute dissection et sur toute délivrance de cadavre faites par les autorités judiciaires ou les hôpitaux. De là devaient éclore de singuliers conflits.

Ainsi, par exemple, le 12 février 1672, les chirurgiens obtiennent du bourreau le corps d'un supplicié ; la Faculté, qui n'a pas donné son autorisation, envoie le lendemain réclamer le cadavre par un huissier, qui, rebuté par le prévôt Mauriceau, fait crocheter les portes du collége Saint-Côme : mais l'objet en litige a été habilement escamoté, et l'huissier s'en retourne penaud ; c'est pour revenir, le 24 du même mois, tomber, avec six archers, en pleine leçon d'anatomie, afin d'enlever le sujet de la démonstration : maîtres et élèves soutiennent le siége, et il faut un renfort de soixante-dix archers pour délivrer la première escouade et rapporter triomphalement aux écoles de médecine la malheureuse dépouille du supplicié ; trophée peu enviable assurément, qui avait déjà subi douze ou treize jours de faisandage.

Ces lugubres bouffonneries à l'égard des morts n'étaient rien auprès des cruautés qu'à une époque moins éclairée encore l'amour dévoyé de la science avait fait exercer sur des vivants. Au xve et au xvie siècle, tandis que l'anatomie cherchait à sortir de ses langes, tout se réduisait presque, en médecine, aux commentaires sur les anciens ou aux élucubrations hasardeuses des novateurs à systèmes ; de là, défiance naturelle des esprits judicieux à l'égard des opérations ou des drogues nouvelles que les empiriques proposaient de toutes parts pour guérir les maux de l'humanité. On sentait le besoin de l'expérimentation ; mais on la réalisa d'abord d'une façon tristement barbare. Le grand anatomiste Fallope nous raconte, comme la chose la plus naturelle du monde, qu'au xvie siècle le grand duc de Toscane ordonnait de temps en temps de livrer aux médecins de Pise un homme qu'ils tuaient à leur manière et qu'ils disséquaient ensuite. Chose singulière, les Papes furent des premiers à entrer dans ce mouvement : l'intrigante Faculté de Montpellier avait su par ses avances flatter l'orgueil du siége d'Avignon, qui, en retour, se croyait obligé à protéger et encourager plus ou moins adroitement les études médicales. Au rapport de Matthiole, le pape Clément VII avait, vers la fin du xive siècle, ordonné l'essai d'un antidote sur un condamné. Or, à cette époque, comme on savait peu ce qu'était un poison, on savait moins encore ce qui devait constituer un antidote utile : on regardait comme tel tout ce qui, par une mystérieuse provenance, frappait l'imagination de la foule, par exemple les concrétions pierreuses ou les pelotes de poils trouvées dans le corps de certains animaux, et qu'on désigne sous le nom de bézoards. Pour éprouver la vertu incertaine d'un soi-disant antidote, on avait soin d'empoisonner bien et dûment le patient par un toxique dont la violence fût connue.

Nous trouvons dans Ambroise Paré le récit d'une expérience faite au xvie siècle, à Clermont en Auvergne, devant Charles IX : un seigneur ayant apporté d'Espagne un bézoard qu'il affirmait être bon contre tous venins, Paré dit au roi « qu'on avait bien moyen d'en faire certaine expérience sur quelque coquin qui aurait gaigné le pendre. » L'essai fut proposé, sous promesse de grâce, à un cuisinier qui devait être pendu pour avoir dérobé deux plats d'argent; et aussitôt un apothicaire lui administra du sublimé (nom donné alors à l'arsenic), par-dessus quoi on lui fit avaler de la pierre merveilleuse.

« Ayant donc ces deux bonnes drogues en l'estomach, dit notre auteur, il se print à vomir et bien tost aller à la selle, avecques grandes espreintes, disant qu'il avait le feu au corps, demandant de l'eau à boire, ce qui ne luy fut refusé. Une heure après..... trouvay le pauvre cuisinier à quatre pieds, cheminant comme une beste, la langue hors la bouche, les yeux et toute la face flamboyante, désirant toujours vomir, avec grandes sueurs froides : et iettait le sang par les oreilles, nez, bouche, par le siége... Je luy fis boire environ demy sextier d'huile, pensant luy aider et sauver la vie, mais cela ne lui servit de rien, parce qu'elle fut baillée trop tard; et mourut misérablement, criant qu'il luy eust mieux valu estre mort à la potence... Et ainsi la pierre d'Espagne n'eut aucune vertu. A cette cause, le roi commanda qu'on la iettast au feu : ce qui fut fait. »

On frémit au récit de telles horreurs, conduisant à un résultat si puéril, quand on voit de nos jours la physiologie expérimentale, régénérée en 1754 par les *Canicidia* de Haller, fournir, sans torturer aucune créature, la plus riche moisson d'utiles découvertes.

Mêmes réflexions à faire pour la chirurgie, à laquelle la pratique de l'anatomie et des opérations sur le cadavre n'avait pas encore ouvert sa véritable voie. Si les Italiens, prompts à l'enthousiasme, confiaient leurs entrailles au couteau d'empiriques tels que les Norsini, qui se chargeaient d'extraire la pierre comme de guérir la hernie, les Français, plus circonspects, se rappelaient encore la proscription prononcée par Hippocrate contre l'opération de la taille ; un concours imprévu de circonstances devait ébranler cette réserve.

En 1474, Monseigneur du Bouchaige souffrait de la pierre ; or, dans le même temps, un franc-archer de Bagnolet, condamné à la potence pour un vol dans l'église de Meudon, était travaillé du même mal ; de plus, un chirurgien du nom de François Colot, ayant étudié les procédés des empiriques italiens, sollicitait l'autorisation d'essayer la taille sur le vivant ; enfin, chose inouïe, les médecins et chirurgiens de Paris s'étaient entendus pour soutenir leur confrère ; tout cela était bien fait pour frapper le roi Louis XI, qui décida que l'archer échapperait aux mains de la justice, pourvu qu'il se tirât de celles du chirurgien. Un brillant succès couronna l'entreprise, faite, hélas ! dans des conditions telles, qu'elles prouvaient ou un opérateur bien habile ou un opéré bien robuste. Un peintre a reproduit cette scène émouvante : au mois de janvier, dans un cimetière, Colot présente au roi le calcul qu'il vient d'extraire, tandis que le patient demi-nu, grelottant sous les arbres gelés, frissonnant à la vue des tombes, gît garotté sur son lit de douleur. Néanmoins la guérison s'effectuait en quinze jours, et l'opéré recevait, avec sa liberté, une gratification non moins méritée que la riche récompense accordée à l'opérateur.

A vrai dire, les commentateurs ne s'accordent pas sur

la nature exacte de l'opération pratiquée sur l'archer de Bagnolet. Quant au seigneur du Bouchaige, sa guérison sans doute servit à confirmer la célébrité dont François Colot ne devait pas jouir longtemps, étant mort deux ans plus tard, — si tant est que les mêmes commentateurs impitoyables puissent un jour s'entendre aussi sur la date de la mort et même sur la réelle existence de l'habile chirurgien.

Mais la médecine devait, par des moyens plus directs, arracher au bourreau d'autres victimes. En attendant le siècle qui devait voir naître les Orfila, les Baillarger, les Tardieu, tous les problèmes afférents à l'irresponsabilité des aliénés, et aussi aux blessures, aux morts violentes ou subites, aux infanticides, à l'imposture des faux malades, se dressaient comme des sphinx devant la justice humaine. Au xive siècle, des jurisconsultes s'avisent de poser en principe le recours à « des médecins de science et de probité éprouvée, pour ce qui regarde la médecine » (Balde). Philippe le Bel institue à Paris les médecins, chirurgiens et matrones jurés du Châtelet, établis plus tard dans d'autres villes par les premiers Valois. L'Eglise, au synode de Reims (xve siècle), prévient les exorcistes « contre certains esprits mélancoliques, qui ont plus besoin du secours de la médecine que des exorcismes, » et les papes proclament la compétence des hommes de l'art près des tribunaux ecclésiastiques (Pie V, 1565). Il est vrai que, par une barbare application de ce dernier principe, le médecin était requis d'aider à la tâche du tortionnaire pour indiquer jusqu'à quel point on pouvait pousser la souffrance sans user trop tôt la vie du patient, dont on voulait profiter jusqu'au bout; toutefois, il est remarquable que les praticiens illustres paraissent avoir généralement échappé à ce triste office, réservé sans doute à des chirurgiens de bas étage ; et encore est-il à penser que souvent la voix du médecin, arrêtant le fouet ou la flamme, était guidée par la compassion plutôt que par le respect de l'implacable inquisition.

Dès le xv⁰ siècle, jusqu'au xviii⁰, d'illustres médecins légistes, parmi lesquels Amatus Lusitanus, Wier, Condrocchi, Pigray, P. Zacchias, Riolan, Marescot, François Bayle, Grangeron, Rhodes (de Lyon), édifient les juges sur les mystères de l'aliénation mentale et la vanité des prétendus sortiléges. Mais trop souvent, par malheur, une justice trop zélée dans sa promptitude se passait de l'avis des médecins : sans cela, eût-on tué le moine Jacques Clément, l'assassin de Henri III ? Eût-on roué Ravaillac ou Pierre Damiens ? Il est vrai que les médecins eux-mêmes laissaient de temps à autre des préoccupations fanatiques obscurcir leur propre jugement. C'est ainsi qu'en 1634, le chirurgien Mannoury prétendait découvrir les *marques du diable* sur le corps d'Urbain Grandier ; et quand, au siècle précédent, Charles IX riait des tours de magie exécutés devant la cour par un sorcier, son chirurgien Paré lui soufflait à l'oreille ce mot de l'Ecriture : « Tu n'endureras point vivre la sorcière ! »

Ceci est triste, mais il y a eu plus triste encore : des médecins avilis, n'ayant en vue rien moins que l'intérêt de la science, ont servi de bourreaux à gages : l'impératrice Agrippine décidait le médecin Xénophon à empoisonner Claude ; en Syrie, au ii⁰ siècle avant J.-C., l'usurpateur Tryphon, gêné par son élève Antiochus VI, trouvait des chirurgiens assez éhontés pour affirmer au jeune prince l'existence d'une pierre qu'il n'avait pas et le faire mourir pendant l'opération. Parlerai-je de ces esclaves, de ces affranchis, qui, chez les Romains, ouvraient les veines des citoyens condamnés à mourir, qui, dans l'antiquité et le moyen âge, pratiquaient sur des créatures humaines des mutilations telles que celles imposées par les serviteurs d'Ulysse au chevrier Mélanthe, par l'évêque Fulbert au malheureux Abélard ? C'étaient là de ces êtres méprisables, qui, suivant Pline, « par leur fureur de couper et de brûler avaient changé leur nom en celui de bourreaux, et avaient fait prendre en dégoût leur art et tous les médecins. » Assurément, il faut chercher ailleurs de vrais disciples d'Hippocrate : c'en était un, par exemple, bien pénétré de l'austère vertu du maître, que ce courageux Desgenettes, le héros de Jaffa, qui, au lendemain de la bataille de Saint-Jean-d'Acre, quand Bonaparte le pressait d'abréger la vie et les souffrances des pestiférés pour en débarrasser l'armée, fermait la bouche au conquérant par cette calme réponse : « Mon devoir est de conserver. »

Tel est le médecin digne de la mission que lui confient la Providence et l'humanité. Contre un tel homme, si la calomnie s'élève, c'est pour se briser ; ainsi fut-il de Philippe, médecin d'Alexandre le Grand ; de Jean Chapelain, médecin de Charles IX, faussement accusés tous deux de vouloir empoisonner leurs maîtres. L'histoire n'a-t-elle pas aussi fait justice de l'indigne accusation qui, malgré toute vraisemblance, imputait la mort du débile Marcellus à Musa, l'affranchi d'Auguste, celui pour qui l'empereur avait voulu honorer toute la corporation des médecins en leur conférant les priviléges de l'ordre équestre ? Hélas ! l'anneau d'or en ce temps-là, pas plus que le ruban rouge à notre époque, ne savait défendre contre l'envie l'honneur des chevaliers !

Mais, si l'on avait vu des médecins bourreaux, on vit aussi les bourreaux médecins. Sinistres précurseurs de l'homœopathie, ils spéculaient sur cet ingénieux principe, que celui qui sait rompre ou écarteler les membres est le plus apte à les rétablir en leur état naturel. Au temps de Paracelse, les élèves chirurgiens allaient apprendre au pied du gibet l'art de remettre les os brisés ou luxés, et, depuis, Messieurs des hautes œuvres n'ont cessé de rhabiller, jusqu'au jour du moins où le monopole s'est introduit dans leur estimable profession ; à Lyon, un exécuteur, du nom de Chrétien, se livrait en outre, il y a peu d'années, au commerce lucratif d'une pommade bonne à tous les maux, et que, par un horrible jeu de mots, on appelait *graisse de chrétien*.

Mais, si merveilleuse qu'elle fût, cette pommade était impuissante à réparer ce que le bourreau avait coupé. La chirurgie avait fait mieux, et, pour parer aux difformités engendrées par certains supplices, avait mis en œuvre des ressources inattendues. Quand on coupait le poignet des sacriléges, on ne pouvait leur offrir en échange qu'une main de bois ; mais quand on perçait la langue des blasphémateurs, qu'on coupait l'oreille ou le nez des voleurs ou des bélîtres, on pouvait trouver moyen de faire disparaître les traces de ces mutilations. La justice et les vengeances privées taillaient même en ce genre tant de besogne, que les chirurgiens italiens, les Branca au xve siècle, et Tagliacozzi au xvie, s'acquirent, dans la réparation des visages, une habileté et une réputation colossales : c'était une brillante époque pour cette partie de l'art qui, sous le nom d'anaplastie, a fait, de nos jours encore, de si mémorables progrès, et dont l'origine remontait à une lointaine antiquité.

Celse avait décrit, pour la restauration de diverses parties de la face, des procédés qu'on devait rajeunir plus tard sous le nom de méthode française.

Dans l'Inde, en particulier, la rhinoplastie, c'est-à-dire l'art de raccoutrer le nez, avait atteint un curieux degré de hardiesse. L'amputation des nez, en ce pays des rêves, a été, de temps immémorial, une distraction princière, exercée familièrement par les souverains sur les grands de leur cour, ou même sur des populations entières. On cite un roi de Ghoorka qui en usa envers les habitants de Kistipoor, même les enfants à la mamelle, afin, disait-il, de les reconnaître partout et de pouvoir appliquer à leur ville le nom de Nasicatopoor. Aussi le génie inventif des Indiens a-t-il, d'après Dutrochet, institué trois procédés principaux pour la rhinoplastie.

Deux sont réservés aux puissants personnages.

Tantôt le grand seigneur ne dédaigne pas d'emprunter, pour réparer la brèche de son visage, un lambeau pris sur… la partie la plus charnue mais la moins noble de son esclave, dont on croit devoir préalablement attendrir la peau à coups de savate ; dans ce procédé se trouve contenu en germe celui plus honnête par lequel Tagliacozzi fit sa fortune, en taillant sur le bras du sujet lui-même un lambeau qu'on fixait par un bout à la plaie du nez, en le laissant adhérer par sa racine au membre tenu rapproché de la face jusqu'à complète cicatrisation ; alors seulement on tranchait le lien charnu unissant le nez nouveau au bras qui l'avait fourni.

Tantôt c'est le nez même d'un paria, qu'un noble tranche pour se l'approprier en place de l'organe qu'il a perdu lui-même. Cette manière réussit tellement, que, pour enlever aux criminels le moyen d'atténuer ainsi l'effet du supplice, on a soin de jeter au feu leur nez dès que le bourreau l'a coupé. La pratique journalière fournit de si nombreux exemples de ces curieuses transplantations ou réimplantations d'organes détachés, qu'on ne saurait aujourd'hui, comme le faisait Dionis au siècle dernier, traiter de fable une histoire comme celle-ci : un voleur, ayant eu le nez coupé, courut chez un chirurgien, qui lui demanda le bout de l'organe pour le lui remettre ; ses camarades sortirent aussitôt, attrapèrent le nez du premier venu, et le portèrent tout chaud au chirurgien, qui en fit la suture avec un très-heureux succès.

Enfin, pour les pauvres diables qui ne peuvent accaparer la chair d'autrui, on prend sur le front même du mutilé l'étoffe nécessaire, en découpant, sous un patron de carton, le lambeau qu'on rabat ensuite vers le nez, tout en le laissant adhérer au front par un pédicule chargé d'assurer sa vitalité : c'est le procédé des Koomas, celui auquel on a conservé proprement le nom de méthode indienne. On peut obtenir ainsi un nez confortable ; mais on l'achète par une cicatrice frontale, dont la ressemblance grossière avec une fleur de lys rappelle ce supplice inventé, au XVIIe siècle (bien avant qu'on connût en France la chirurgie indienne), par le Parlement de Paris : la femme d'un notaire, jalouse d'une bouchère du faubourg Saint-Germain, ayant coupé le nez de sa rivale, fut condamnée à avoir au front une fleur de lys appliquée par un fer ardent ; heureusement, le roi, trouvant le supplice trop cruel, en dispensa la coupable, d'autant mieux que le nez de la bouchère, immédiatement recousu, était repris.

Ainsi la chirurgie pouvait, en certains cas, annihiler l'œuvre du bourreau ; mais, glissant sur une pente scabreuse, elle devait arriver, par contre, à fournir des armes à l'exécuteur.

Quand, à la fin du siècle dernier, l'esprit égalitaire se mit à souffler sur la France, il ne pouvait, en proclamant les Droits de l'homme, laisser subsister l'odieuse barbarie qui prétendait, au nom de la justice, imposer à des créatures humaines la torture, le bûcher, la potence, l'estrapade ou la roue. Déjà Louis XVI, malheureusement peu obéi du

Parlement, avait ordonné d'abolir, en 1780, la question préparatoire, en 1788 la question préalable, ce qui était abolir la torture.

En 1789, le docteur Guillotin, député du tiers-ordre, réclama pour tous les citoyens l'égalité des peines pour les mêmes délits, et proposa d'adopter, comme seule peine capitale, la décollation, jusqu'alors réservée aux nobles ; il exprimait le vœu qu'on inventât une machine qui, rendant l'exécution plus sûre et plus prompte, supprimât à jamais le douloureux spectacle de condamnés hachés sur le billot par la main d'un bourreau ému, ivre ou inhabile. De ce programme, les deux premiers points furent réalisés par la Constituante ; le troisième fut repris par l'Assemblée législative, dont Guillotin ne faisait plus partie, et ce fut en mars 1792 que la solution du problème fut demandée à l'éminent Louis, secrétaire de l'Académie de chirurgie. Celui-ci, quelque répugnante que fût la mission, ne crut pas devoir la décliner. Il espérait (illusion d'une âme généreuse !) épargner simplement des souffrances à des coupables, et ne s'attendait pas à faciliter le massacre des honnêtes gens. Sur ses indications, un mécanicien allemand, Smith, construisit la fatale machine, que les plaisants appelèrent d'abord *louisette* ou *louison* ; le parrainage en fut reporté à Guillotin dans une chanson royaliste faite par ceux-là mêmes qui, devant passer sous le couperet fatal, avaient bien le droit d'en dire :

> La machine
> Qui simplement nous tuera
> Et que l'on nommera :
> Guillotine.

Quant à Louis et Guillotin, ils moururent tous deux de leur bonne mort, le premier un mois après l'achèvement de son œuvre, et l'autre en 1814 seulement.

Au reste, ni l'un ni l'autre n'avait eu le mérite d'une première invention. S'il est permis de considérer comme des anachronismes le médaillon de l'Hôtel de Ville de Nuremberg qui fait intervenir une sorte de guillotine dans les supplices de Manlius Torquatus, et la gravure qui, dans la collection de M. Larrey, en fait autant pour le supplice de sainte Constance, il n'en est pas moins vrai qu'une machine de cette espèce avait été en grand honneur au XVIe siècle, en Italie, sous le nom de *manaja*, en Écosse, sous celui de *maiden*, et avait fait ses preuves en France même, au supplice du duc de Montmorency, exécuté à Toulouse en 1632. Bien plus, au XVIIe siècle, un médecin, Botal, avait cru pouvoir, par un moyen semblable, simplifier la pratique des amputations.

Vous le voyez, Messieurs, la médecine, par deux importants côtés, se trouve liée à l'histoire des supplices.

D'une part, elle a compris qu'un de ses devoirs était de faire servir à la conservation des vivants la dépouille terrestre des victimes frappées par la loi ou par le despotisme ; et si, dans cette voie, un zèle mal éclairé lui a fait commettre quelques cruautés inutiles, c'est peu en raison des immenses services qu'elle a rendus à l'humanité.

D'autre part, elle est intervenue elle-même dans l'application des supplices : et si, là encore, par une faiblesse condamnable, quelques-uns de ses adeptes ont pu servir d'instruments à la barbarie, ces taches à la gloire de la science sont amplement effacées par le grand rôle humanitaire qu'elle a su jouer, éclairant la justice dans la recherche des coupables, protégeant l'aliéné irresponsable, adoucissant la cruauté des supplices en simplifiant les exécutions. Sous ce dernier rapport, il y aurait peut-être encore mieux à faire. Pourquoi ne pas supprimer le couperet sanglant et l'appareil des bois de justice ? L'étincelle électrique, par exemple, ne serait-elle pas aussi sûre et plus prompte ? Sans qu'il fût besoin, cette fois, de recourir à la médecine en la détournant de son noble but de conservation, les puissantes machines que la science a mises aux mains de l'industrie ne pourraient-elles armer le bras de la justice ? La populace qui se presse avidement autour de l'échafaud, que gagne-t-elle au hideux spectacle de la guillotine ? Sans doute, il serait désirable que la peine de mort pût être exclue de nos codes. C'est une question que nous n'avons pas l'intention de débattre quant à présent ; mais, si les exécutions capitales doivent rester, pour longtemps encore, une nécessité de nos institutions, que le coup frappé par la justice soit prompt comme la foudre, dont il aura la solennité ; et la foule n'ira plus se repaître à la vue du sang, qui, devant un peuple généreux, sous un gouvernement sage, ne doit couler que pour la plus noble cause, la défense de la patrie !